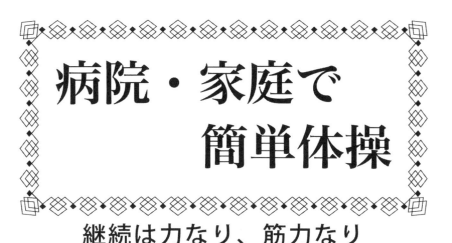

継続は力なり、筋力なり

成瀬貴良　　野村武男
小林啓子　　横山一郎
三村典子　　松本寿吉郎
西本誠一

Zenponsha
善本社

刊行によせて

　　　　　　　　　善本社　代表取締役　手塚　容子

　善本社で発行している書籍のなかに「善本社健康シリーズ」があります。私たちが生活していく上で、健康はかかせない大切なものですから、このシリーズを企画しました。
　仕事をする。家事をこなす。旅行を楽しむ。趣味に没頭する。銀行に行く。買い物をする。役所に行く。病気になり、お医者様に診ていただくため通院するにも体力がいります。私たちのあらゆる行動のために健康な体と精神は必要なことです。

　本書では、寝たきりにならないために、病院やご自宅で今すぐできる簡単な体操を紹介します。
　筋力低下による転倒や、骨折・ケガを防止、体を柔軟にしてひざ痛・腰痛改善にも役立つ、基本の体操が中心です。寝ながらでも始められますので、毎日１つでも２つでも気軽に行い、運動習慣をつけていきましょう。

　今日認知症のことがよくニュースになります。認知

症による行方不明者が2013年1年間で9,607名、約1万人もいたそうです。これは警察に届けられた件数で、実際はもっと多いと推察されます。

　65歳以上の4人に1人が認知症になる時代が来ると予測されています。何とか対策を立てなければ大変な社会になってしまいます。

　簡単な体操によって認知症を防ぐことができたらどんなに良いことでしょう。医療費や介護の負担も軽減され、若者の負担も少なくなります。将来に明るさを感じるようにもなります。

　世界一の長寿国になった日本。私たちは長い老後を寝たきりにならないで、快適に過ごせるように、各々が考えなければなりません。若い頃からの食生活や運動の習慣が大切です。

　年を重ねると、人は必ず病気になります。ちょっと病院に入ると、散歩スペースはなくすぐ筋力は衰え、そのまま筋力を使わないでいると、寝たきりになってしまう人もいます。

　また、認知症を未然に防ぐため、誰でもどこでもできる簡単な体操があります。私の通うスポーツジムには、接骨医に通っていても治らないのでジムで筋力をつけ、杖を使わないで歩けるようになった方がおります。

本書は現役のジムの先生やインストラクターの先生による体操をご紹介したものです。実際に成果の上がった比較的ハードでない体操です。ジムではもっと筋力をつける運動も指導していますので、自分の体に合った体操を身につけ、一生つきあう体を大切にしましょう。

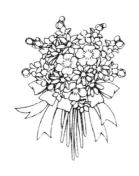

目　次

刊行に寄せて　　　　　㈱善本社　代表取締役　手塚 容子

1章　呼吸と心　　　　　　　　　　成瀬貴良
1. 呼吸法……………………………………14
2. 呼吸の観察………………………………16
3. 基本呼吸…………………………………19
　（プロが指導しています）

2章　病院でできる比較的軽いストレッチ
　　　　　　　　　　　　　　　　　小林啓子
1. 背を伸ばす………………………………28
2. 足首回し…………………………………29
3. ひざの引き寄せ…………………………30
4. 股関節の歪みを整える…………………31
5. ふくらはぎの伸び縮み…………………32
6. お尻たたき………………………………33
7. 首のこりをほぐす………………………34
8. 骨盤ゆらし………………………………36
9. 脇を伸ばす………………………………37
10. 前屈（背中伸ばし）……………………38
11. お腹と腰のマッサージ…………………40

12. 背伸ばし……………………………………41
13. 足首のほぐしと引き締め………………42
14. つま先立ち…………………………………43
15. もも上げ……………………………………44
16. 肩の後ろと腕を伸ばす……………………45
17. 胸張り………………………………………46
18. 肩甲骨を柔らかく…………………………47
19. スクワット…………………………………48
20. 猫背防ぎ……………………………………49
21. もも伸ばしと背中反らし…………………50
　（プロのインストラクターが指導しています）

3章　健康な人にできる体操　　　三村典子
1. 歩く…………………………………………53
2. 開いて閉じる………………………………54
3. お尻を蹴りながら…………………………56
4. ステップタッチ……………………………57
　（プロのインストラクターが指導しています）

4章　スポーツジムで行う体操　　　西本誠一
1. エアロバイク………………………………60
2. トレッドミル………………………………61
　（ウオーキングマシーン、ランニングマシーン）

3. レッグエクステーション……………………………62
　（プロのインストラクターが指導しています）

5章　転倒防止プログラム　プールで歩く
　　　　　　　　　　　　　　　　　　　野村武男
1. 水中歩行………………………………………64
2. 後ろ歩行………………………………………65
3. ツイスト歩行…………………………………66
4. 横歩き…………………………………………67
5. クロス歩行……………………………………68
　（筑波大学名誉教授が指導しています）

6章　現役病院理事長と80歳現役ランナー
　　　　　　　　　　　横山一郎　松本寿吉郎
1. 思いが形を作る　横山一郎………………70
2. 世界各地にマラソンを走りに行く80歳
　　　　松本寿吉郎………………73

7章　どうしても介護や補助具が必要になった時
1. 歩きにくくなった時…………………………81
2. 靴………………………………………………83
3. コルセット……………………………………84
4. 家に手すりを付ける…………………………85

5．足こぎ車椅子……………………………………86

8章　自分で健康器具を探す
　1．自分でも健康になれる場所を探してみましょう
　　　　　　　　　　　　　　　　　　　　　　…88
　2．公園で見つけた健康器具…………………………89

　あとがき

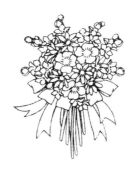

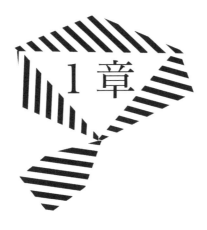

1章

呼吸と心

成瀬貴良

この章では正しい呼吸について書かれています。もしあなたが病院に入院した時でも、痛みのあるところ以外なら動かすことができます。
　体の隅々まで空気をいっぱい吸いこんで、吐き出すことによって、良い空気を体に入れましょう。
　胸ばかりでなく、お腹、鎖骨（肺の上部）を使っていつもと違う呼吸をすることがポイントです。

呼吸と心

　ヨーガは、肉体的健康を与えてくれるだけではなく、心や情緒も健全なものにしてくれます。ヨーガは呼吸をエネルギーと考えています。より有効に取り入れることが大切です。エネルギーを（プラーナ／気）と言います。

　人間は誰でも呼吸はしていますがより有効にするのがヨーガの呼吸法です。

　ヨーガのような深い呼吸によって、体や心がリラックスすることにより、わたしたちが本来持っている自然治癒力・自己免疫力を高めてくれるもの（健康法）とお考えください。

　ヨーガは、何の道具も要りません。ヨーガは無理をせず、マイペースで行いますので、年齢に関係なく行うことができます。

　ヨーガとストレッチとの違いは、自分の身体と相談しながら行うということです。頭や知識ではなく、感覚を大事にします。気持ち良く感じるということは身体に合っていることです。

　呼吸法といっても、単に呼吸の仕方を学ぶことではありません。

1. 呼吸法

　いくつかのヒントや要点を簡単に挙げておきますが、あまり難しく考えず、楽しく行うことが大切です。

鼻呼吸と口呼吸

　外部の埃やちりが肺の中に入らないように、鼻の入口のところに空気を浄化するためのフィルター装置がついています。
　呼吸を口で行ってはならない理由の一つが、口にはこのような浄化装置が付いていないということです。鼻孔が呼吸器官であるのに対し、口は消化器官であるということを忘れてはなりません。

正しい呼吸

　正しい呼吸は、効果的に仕事をするためにも身心の健康を維持するためにも必要不可欠なものです。
　さらに、正しい呼吸は身体に十分な酸素を供給し、プラーナと呼ばれるエネルギーを与えてくれます。
　呼吸は通常、自動的・無意識に行われています。と同時に、呼吸は自分の意志で深い呼吸をしたり止めたりすることもできるのです。これが呼吸の大きな特徴であり重要な点です。つまり、呼吸の仕方を自分の意志

でコントロールできるということです。

呼吸と心

　正しい呼吸は、ただ効果的に酸素を取り入れたり、健康や美容のためにだけあるのではありません。呼吸は、心や情緒とも密接な関係にあることが分かります。

　日常生活においても、興奮したりイライラしたりしているときなど心が乱れているときは、呼吸も乱れているのが分かります。

　反対に、リラックスしているとき落ち着いているときは、自然と呼吸は深く静かな呼吸になっています。

　ヨーガの呼吸法を始めるとき、呼吸に意識を向け、深く静かな呼吸を行います。数分間行っただけでも、驚くほど気持ちが落ち着き、心が安らぐのが分かります。

2. 呼吸の観察

　これから基本的な呼吸を実習していきますが、その前に、きちんと座れているかをチェックし、どのような呼吸をしているか観察してみます。

　自分の好みの座法で座ってください。座り方が安定したら、少し深めの呼吸をしてみましょう。

　いわゆる深呼吸ではありません。普段している呼吸よりも少し深いくらいで結構です。ゆったりとした、静かな呼吸です。呼吸はすべて特別なことわりがない限り、口ではなく鼻で行います。

　①少し深めの呼吸をしたまま、鼻孔に意識を持っていきます。
　②鼻孔を通る呼吸の流れに集中してみてください。
　　息を吐くとき、息を吸うとき、鼻孔にどのような感覚を感じますか。

　息を吐くとき、鼻孔に少し暖かい呼吸の流れを感じませんか。

　息を吸うとき、鼻孔に少し涼しい呼吸の流れを感じませんか。

　この観察を２、３分行ってみてください。

呼吸のコントロール

　次に、呼吸の回数を心の中で数えながらコントロールします。

　深めの呼吸をし、心の中で呼吸を 10 回数えます。

　単に呼吸の回数を数えるだけではなく、鼻孔を通る呼吸の流れにも集中しながら行ってください。

① 「ひとー」で、鼻から息を吐きます。
　「つー」で、鼻から息を吸います。
② 「ふたー」で、鼻から息を吐きます。
　「つー」で、鼻から息を吸います。
　　　：
⑨ 「ここのー」で、鼻から息を吐きます。
　「つー」で、鼻から息を吸います。
⑩ 「とー」で、鼻から息を吐きます。
　「おー」で、鼻から息を吸います。

以上、10 回の呼吸で 1 ラウンドです。
自然な呼吸をして自分を観察してください。

呼吸を２：１にコントロールする

　今度は呼吸の回数ではなく、呼吸の長さを心の中で数えます。

　吐く息の長さと吸う息の長さが２：１の比率になるようにします。

　①息を吐いていくときに、心の中で数えます。
　　「１」「２」「３」「４」「５」「６」「…」「…」
　②半分の長さで吸っていきます。
　　「１」「２」「３」「…」「…」
　これで１回の呼吸です。この呼吸を10回繰り返して、１ラウンドとします。
　少し休み、自然な呼吸をして、自分を観察します。

3. 基本呼吸（完全呼吸）

　ヨーガでは肺の下部、中部、上部を意識的に使った深くて静かな呼吸をします。

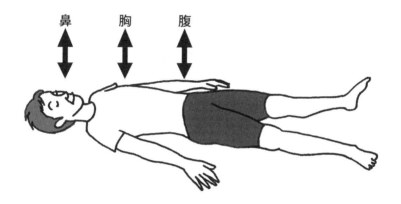

腹式呼吸

　仰向けになるか、座った姿勢で行います。手をへその辺りに当てて、観察してみてください。

　息を吐くとき、横隔膜はリラックスして上に戻ります。その結果、腹部はへこみます。

　息を吸うとき、横隔膜は下がります。その結果、腹部は前に出ます。

　この繰り返しです。

　横隔膜の上下運動による呼吸で、主に肺の下部を使った呼吸です。外から見ると腹部が動くので、一般的には腹式呼吸と呼ばれています。しかし、決して腹部に空気が出入りしているわけではありません。

　腹式呼吸で腹部が動くのは、胸部と腹部の間にある横隔膜が上下に動くからです。

胸式呼吸

　座った姿勢で行います。手を胸の横に当てて、胸がどう動くのかを観察してみてください。

　息を吐くとき、肋間筋で肺を小さくします。その結果、胸もしぼみます。

　息を吸うとき、肋間筋で肺を広げますので、その結果、胸も左右上下と広がります。

　この繰り返しが胸式呼吸です。

肋間筋を使った呼吸で、主に肺の中部で呼吸します。外から見ると、胸が膨らんだりしぼんだりして動くので胸式呼吸と呼ばれています。
　このように、外から見ると胸が動くので、一般には胸式呼吸と呼ばれています。胸式呼吸で胸が左右上下と大きく動くのは、肋間筋を使って肺を動かしているからです。

鎖骨式呼吸
　座った姿勢で行います。両手を胸の上部(鎖骨のあたり)に触れるようにするか、両腕を上に伸ばして呼吸を観察してみてください。
　腹式呼吸や胸式呼吸のように、大きく深い呼吸ではありません。
　肺の上部を使った浅い呼吸です。鎖骨のあたりが動きますので鎖骨式呼吸と呼びます。

基本呼吸
　今までに学んできた腹式呼吸、胸式呼吸、鎖骨式呼吸を一回の呼吸の流れの中で行います。肺全体を使う大きくてゆったりとした呼吸です。

　自分の好みの座法で座り、リラックスします。深く

静かな呼吸をして、呼吸の流れを観察します。

腹部と胸に手を当てて、呼吸と同調して腹部や胸がどのように動いているかをチェックしてみましょう。

息を吸っていくときは、腹式、胸式、鎖骨式の順番で吸っていきます。とすると腹部、胸、肺の上の方と膨らんでいきます。

息を吐いていくときは、膨らんでいた肺がしぼんでいくような感覚で吐いていきます。

息をしっかりと吐くことがポイントです。たくさん吸おうと思うと、かえって力が入り、スムーズな呼吸ができません。

何回行っても同じように静かな呼吸でできなくてはなりません。

回数を多くすると、呼吸が乱れたり、荒くなったりするのはどこか無理をしている証拠です。

自分が気持ちよくできる回数だけ行ってみてください。

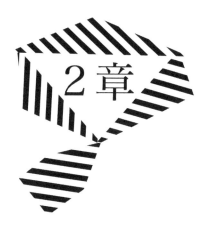

2章

病院でできる
比較的軽いストレッチ

小林啓子

転ばないための、使える筋肉をつけ、
いつまでもケガのしにくい体づくりを。

　ちょっとした段差を越えたつもりだったのに、つまずいて転んだ…。若いうちは多少のケガですみますが、年とともに骨折などの大ケガにつながります。
　"老化は脚から"と言われますが、とくに太ももの前や後ろの筋肉、ふくらはぎ、腰回り、背中など、体を支える主だった筋肉は、加齢とともに筋力が衰えてしまいます。また、筋肉や関節は使わないと硬くなって運動機能も低下してしまいます。
　それにより、内臓や血液循環、心肺機能の働きも弱まり、さらには、脳の働きも低下して認知症のリスクが高まることも分かっています。
　ケガや骨折を起こさないためにも、衰えやすい筋肉は動かして力をつけ、硬くなってしまう筋肉はほぐして柔らかく、縮んで動きにくくなる関節はスムーズに動けるようにしていく必要があります。
　この章では、そのために有効な、いつでも、どこでも、何歳からでも始められる簡単な体操を紹介していきます。

病院でできる比較的軽いストレッチ　25

"痛いけど、気持ちいい！"を目安に、
ゆっくり、じんわり、効かせましょう。

　体操の全体の流れは「寝ながらできる体操」、「座ってできる体操」、「四つんばいやうつ伏せで行う体操」、「立って行う体操」になっています。
　その日の体調や体力に合わせて、どの体操から始めても結構です。順番どおりに全部やろうとしなくても大丈夫です。やりにくさや、硬さを感じる動きが、あなたにとって必要な体操です。
　また"これをやると気持ちいい""スッキリする"という体操は、体も心ものびのびできるでしょう。一見ラクそうに見える体操でも、ちゃんと行うと、日ごろ動かさない筋肉や関節に作用して、体の動きをスムーズにするものばかりです。
　大切なのは、痛いのを我慢しながら力まかせに動かさないこと。体がほぐれないばかりか、筋肉や、筋を痛めて逆効果です。ゆっくり動かすことで、深いところに働き、じっくりほぐれていきます。
　体操の効果をちゃんと得るためにも、痛（いた）気持ちよさを感じながら力まずにリラックスして行いましょう。

1日5〜10分。気軽に楽しみながら、
まずは毎日の習慣づくりを。

◆体操時のポイント◆
◎朝・昼・夜、いつでもやりたい時に行いましょう。
◎回数は目安です。数にとらわれずにできる範囲で行いましょう。慣れてきたら、ムリのない程度に増やしていきましょう。
◎気持ちよく呼吸しながら行いましょう。呼吸は厳密に行う必要はありません。
◎少し強度の高い体操は、その前のいくつかの体操をしてから行いましょう。【19 スクワット】【20 猫背防ぎ】【21 もも伸ばしと背中反らし】など。
◎一つでも二つでも、毎日5〜10分、気軽に続けていきましょう。
◎どこか痛みを感じた場合は一旦中止するなど、ムリのないように行いましょう。
◎大きな手術をして間もない方、辛い副作用を伴う薬を飲んでいる方、心臓病などの持病をお持ちの方は、体操を行う前にかかりつけの医師に相談するようにしてください。

こんなときの、おすすめの体操

　その日の体調や、めざす目的に合わせて行いましょう。トータルで行うとより効果が高まります。

≪縮みがちな体を、気持ちよく伸ばしたい≫
　【1 背を伸ばす】【9 脇を伸ばす】【12 背伸ばし】【17 胸張り】【18 肩甲骨を柔らかく】

≪コリをほぐして、老化を防ぎたい≫
　【7 首のこりをほぐす】【9 脇を伸ばす】【10 前屈（背中伸ばし）】【16 肩の後ろと腕を伸ばす】【20 猫背防ぎ】

≪ひざや腰を柔軟にして、スムーズに動かしたい≫
　【2 足首回し】【3 ひざの引き寄せ】【4 股関節の歪みを整える】【5 ふくらはぎの伸び縮み】【15 もも上げ】

≪足腰を強くして、転倒や骨折を防ぎたい≫
　【13 足首のほぐしと引き締め】【14 つま先立ち】【19 スクワット】【21 もも伸ばしと背中反らし】

≪疲れやだるさをとって、ぐっすり眠りたい≫
　【6 お尻たたき】【8 骨盤ゆらし】【11 お腹と腰のマッサージ】【12 背伸ばし】

1. 背を伸ばす

　縮みがちな体を思い切り伸ばすことで、肩、背中、腰のこりをほぐしましょう。体のつまりがとれて、スッキリします。

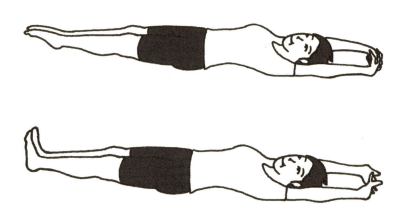

頭の上で手を組んでつま先を伸ばし、体の前側をいっぱいに伸ばして大きく息を吸う。一気に息を吐いて脱力する。
次に、手の平を上にして、かかとを押し出しながら、体の後ろ側をいっぱいに伸ばして大きく息を吸う。一気に脱力する。

2. 足首回し

　足首の硬さはネンザやひざ痛、腰痛の原因に。
　1、2と言いながら、ゆっくり大きく回しましょう。全身の血行もよくなります。

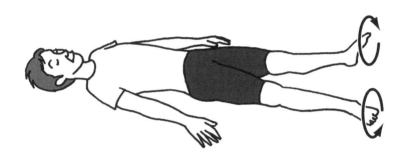

足を腰幅に開き、両足首を外回しに10回、内回しに10回、足先が床をさわるぐらい大きく回す。硬くて動きにくい方向をていねいにほぐす。
◆足首と連動して、股関節や腰、背中も一緒に動くようにすると、全身の関節や筋肉もほぐれます。
◆できる人は20回、30回…と増やしましょう。

3. ひざの引き寄せ

　お腹の肉がじゃまと感じるぐらい、しっかり引き寄せましょう。胃腸や肝臓の働きをよくし、股関節や腰回りのこわばりもほぐれます。

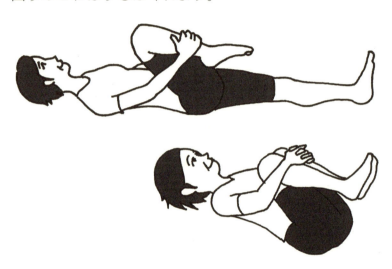

①右ひざを両手で抱え、息を吐きながら引き寄せる。吸って少しゆるめ、吐いてさらに引き寄せる。肛門を締めて息を止める。吸いながら足を伸ばす。
＊左足も同様に行う。
②両ひざを抱え①と同様に、２回目の引き寄せで肛門を締めて息を止める。吸いながら両足を伸ばす。
　股関節、腰、お腹への刺激を感じてリラックスする。

4. 股関節の歪みを整える

少しずつずれてしまう骨盤や股関節を正しく、スムーズに機能させます。ひざ痛や腰痛を防ぎ、ケガをしにくい体をつくりましょう。

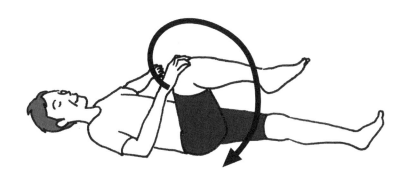

あお向けになり右ひざに手をそえて、股関節を中心にひざを回す。息を吐きながら外回しに5回、内回しに5回ゆっくり行う。右左同じく回るか確かめる。
＊左足も同様に行う。
◆やりにくい方を多く回し、ほぼ同じ可動域になるように日にちをかけて整えていきましょう。

5. ふくらはぎの伸び縮み

いつもは使われにくい足の裏側を刺激し、老化を防ぎ若さを保ちましょう。足を上へ伸ばすだけでも、むくみや疲れがとれていきます。

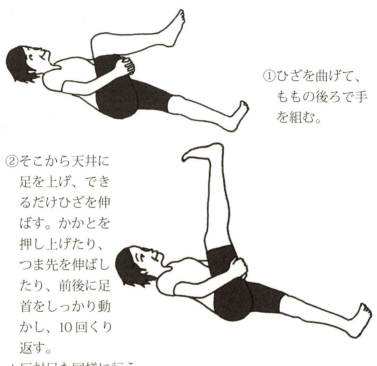

①ひざを曲げて、ももの後ろで手を組む。

②そこから天井に足を上げ、できるだけひざを伸ばす。かかとを押し上げたり、つま先を伸ばしたり、前後に足首をしっかり動かし、10回くり返す。

＊反対足も同様に行う。

◆足を高く上げなくても、ひざを伸ばして行うと、足の筋力が

鍛えられます。

6. お尻たたき

　体がだるい時お尻をたたくと、血流をよくして、活力が出ます。泌尿器、痔にもいい刺激が行き、いつまでも自力で排便、排尿ができるでしょう。

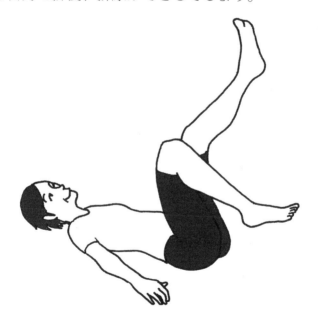

あお向けになり両足を上げ、足首をラクにして、かかとでお尻の辺りをトントンとたたく。

◆ひざの動きをスムーズにし、骨盤内や内臓へのマッサージ効果があります。気持ちがいいだけ続けましょう。

7. 首のこりをほぐす

　こり固まっている首や肩の緊張をほぐします。力で押さえず、少しずつゆるむのを感じましょう。脳や心臓への血流もよくなるでしょう。

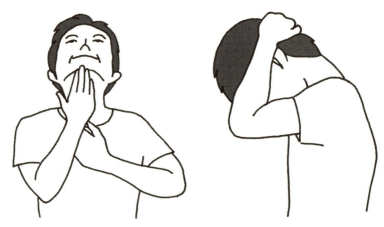

① 片手を胸におき、反対の手でアゴを軽く上へ押しながら、息を吸って首の前側をゆっくり伸ばしていく。気持ちよく伸びたら、吐いて戻る。
② 両手で頭を抱え、吐きながら首の後ろを、ゆっくり伸ばしていく。背中が丸くならないようにすると、後ろ側がよく伸びる。吸いながら戻る。

病院でできる比較的軽いストレッチ　35

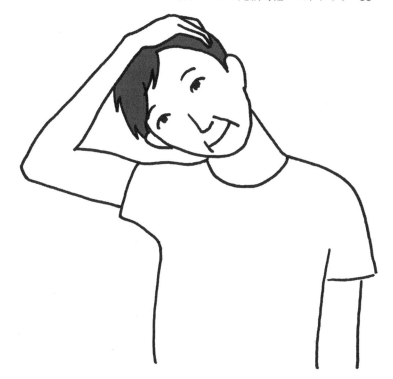

③右手を頭の横にそえ、吐く息で首の左側をゆっくり伸ばしていく。左肩の力を抜いて下げるようにすると、耳から肩先までよく伸びる。吸いながら戻る。

＊首の反対側も同様に行う。

◆首の神経は繊細なので、無理に伸ばすと痛める原因に。痛気持ちいいところで、呼吸をしながらゆるやかに伸ばしましょう。

8. 骨盤ゆらし

　骨盤や股関節の左右差を整えます。ひざ、腰、背骨、骨盤内をマッサージしながら、気持ちが安定しリラックスしていきます。

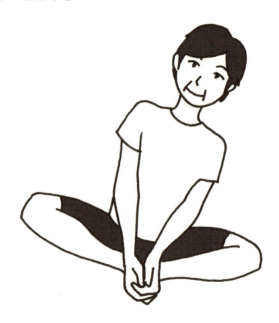

両手で左右の足先を包み込み、ゆっくりとしたリズムで骨盤を左右にゆらす。首の力を抜き、自然な呼吸で20回程度続ける。
◆いらいらしたり、夜眠れない時などに行うと、自律神経が整うので、気持ちが穏やかになるでしょう。

9. 脇を伸ばす

縮みがちな脇を伸ばし、肩関節と体側をほぐしましょう。内臓に血液がめぐって、いきいきと活性化。リンパの流れもよくなります。

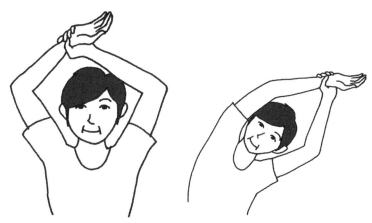

①左手で右手首を持つ。
②息を吐きながら、斜め上の方に引き上げるようにして、脇をじっくり伸ばす。吸って少しゆるめ、吐いてもうひと伸びする。
＊反対も同様に行う。
◆伸ばしている側の腰を押し下げるようにすると、さらに脇が伸びます。

10. 前屈（背中伸ばし）

　足の後ろ、腰、背中をよく伸ばして、疲れやだるさをとっていきましょう。また、肝臓、腎臓、胃を活性化し、消化能力も高めます。

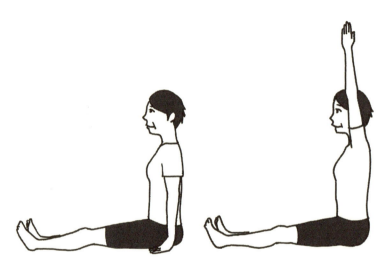

①両足を伸ばし、腰を立てて背中を伸ばす。
②息を吸いながら、両手を後ろからゆっくり回し上げて、腰から背骨をさらに引き上げる。

病院でできる比較的軽いストレッチ 39

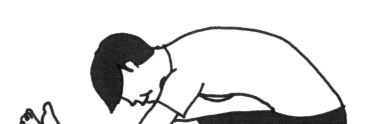

③上体を伸ばしながら、股関節からお尻を後ろに突き出すようにして折り曲げ、息を吐いて、お腹を太ももに近づけていく。アゴを引いて、首の後ろと背中を伸ばす。

◆ひざは曲がってもよいので、腰と背中を伸ばすようにするとよいでしょう。

◆数呼吸し、息を吐くごとに少しずつ後ろ側が伸びていくのを感じましょう。

11. お腹と腰のマッサージ

　波にゆられるように、ゆらゆらしましょう。腰回りをほぐして柔軟にします。お腹の脂肪や余分なぜい肉もスッキリさせましょう。

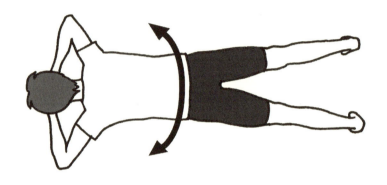

うつ伏せになり、全身から力を抜き、両手を重ねてあごをのせる。ゆっくりと腰を左右にゆする。気持ちいいだけ続けましょう。朝・夜いつでもどうぞ。
◆おへそを床に押しつけるようにして、小さくゆすると、腸や骨盤内がマッサージされます。
◆腰をコロコロ転がすように動かすと、腰や背中、内臓のマッサージになります。

12. 背伸ばし

　猫が伸びをしている気分で、背中と胸を気持ちよく伸ばしましょう。心も体もシャキッとします。内臓の機能を高め代謝もよくなります。

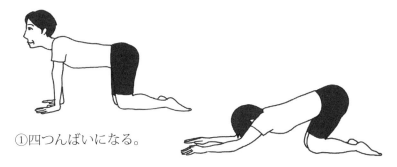

①四つんばいになる。

②腰を軽く後ろに引き、両手を少しずつ前へ伸ばしていく。あごと胸を床に近づけ腰を立てる。自然な呼吸をして、脇、胸、背中の筋肉が少しずつゆるんで伸びていくのを感じる。

◆起きる時は、お尻をかかとにのせてリラックスしてから、体を起こしましょう。

13. 足首のほぐしと引き締め

体を安定して支える力をつけ、ネンザ、転倒、骨折を防止します。脳も刺激されて活性化するので、認知症の予防にもよいでしょう。

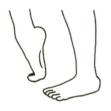

①指のつけ根を床に押しつけ、甲を立てて10秒保つ(両足)

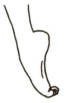

②指の爪を床に押しつけ、甲を伸ばして10秒保つ。(両足)

③かかとをつけ、つま先をなるべく上げて10秒保つ。(両足)

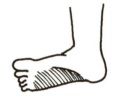

④小指側を床に押しつけ、内側を垂直に立て10秒保つ。(両足)

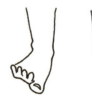

⑤両方の足指を一緒にパーッと開いて10秒保つ。指が開きにくい時は手で刺激すると徐々に開きます。

14. つま先立ち

　足首、ふくらはぎ、太ももの筋力を強化。中心がしっかりするので、安定して体を支える力がつきます。足先から血行もよくなります。

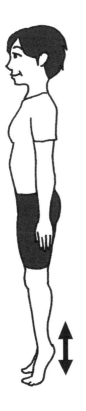

つま先を軽く開き、両足のかかとをつける。
背筋を伸ばして、かかとの上げ下ろしをする。
10回したら休み、3セット行う。

◆なるべく足が外側に開かないように、内側とお尻を締めて行うと、中心に締める筋肉が強くなります。
◆足先から循環が高まり冷えの改善にも効果的です。

15. もも上げ

　階段の段差につまずく防止になり、足腰の衰えを防ぎます。歩行が困難だった方が、もも上げを続けて、歩けるようになった例があります。

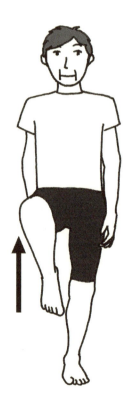

足踏みするようにももを交互に、できるだけ床と水平になるくらいまで上げる。
ゆっくり上げて、ゆっくり下ろしたほうが、筋力が強化される。

◆自分の筋力のレベルに合わせて、まずは10回から。できる人は20回、30回…と増やしましょう。
◆入院中でもベッドの横でできます。手すりにつかまらないようにすると、足腰の力が強くなり、バランス力も増します。

16. 肩の後ろと腕を伸ばす

　肩甲骨を背骨からゆるめ、可動域いっぱいに広げましょう。首・肩こり、背中をほぐします。肩の力を抜いて行いましょう。

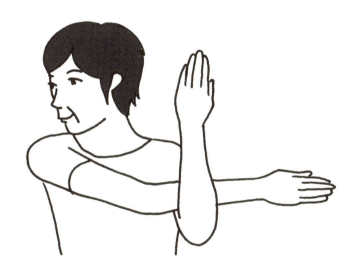

右腕を横に伸ばし、左手で下から支え、息を吐きながら気持ちよく引っ張れるところまで伸ばす。顔を右側に向けて、数呼吸する。
＊左腕も同様に行う。
◆伸ばした方の肩が上がらないようにリラックスして、背中の真ん中から腕が伸びていく感覚を味わいましょう。

17. 胸張り

　前かがみは老化の第一歩。気持ちがふさがる原因にも。こまめに行うことで、胸を広げ姿勢をよくする習慣づくりに役立ちます。

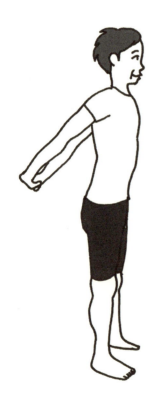

背筋を伸ばして両手を後ろで組む。吐く息で肩甲骨を寄せて胸を広げ、上げられるところまで腕を上げる。吸う息でさらに胸を広げ、数呼吸する。

◆組んだ手は後ろへ、胸は前へ、引っぱりあうようにすると胸が広がりやすくなります。

18. 肩甲骨を柔らかく

　猫背や、老化体形を解消し、柔軟な体をつくります。肩や背中のこりがほぐれ、リンパの流れがよくなるので、免疫力もアップします。

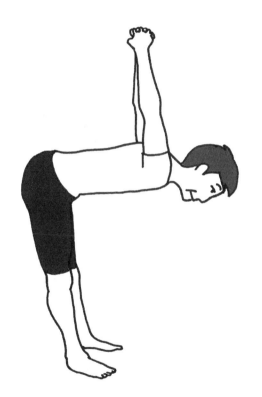

【17胸張り】の体勢のまま、股関節から上体を前に折り曲げて、腕がムリなく上がるところで、気持ちよくゆるむのを味わう。肩回りの力をゆるめて、腕を上下左右に軽くゆすると、さらにほぐれます。

◆足の後ろ側も伸ばされて、ストレッチされます。

◆戻る時は息を吸いながら、頭がふらつかないようにゆっくり起きましょう。

19. スクワット

　足を上げたつもりでも上がってなくて起きる、つまずき事故を防止。衰えやすい足腰を強くし、腹筋や背筋も鍛えることができます。

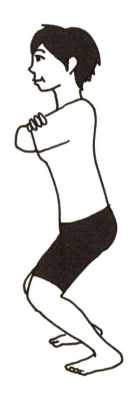

足を肩幅に開いて、つま先を平行にする。手は胸の前で交差する。
息を吐いて、お尻を後ろに突き出しながら、できるところまで腰をゆっくり下ろす。
息を吸いながらゆっくり戻る。5～10回行う。

◆ひざが足先から出ないように腰を下ろしましょう。
◆筋力に合わせて、少しずつ回数を増やしましょう。
◆ひざや足首に痛みがある時は行わないでください。

20. 猫背防ぎ

　丸まりがちな肩から背中、腰をじっくり伸ばしていきましょう。ふだん伸びにくいところが刺激され、老化防止にもよいでしょう。

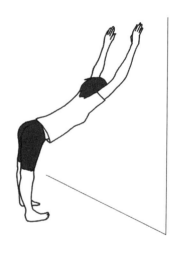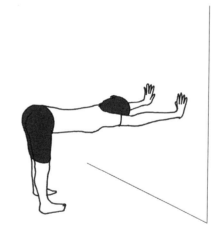

①両手を壁につけ、お尻を後ろに突き出していく。胸、お腹、足の後ろが気持ちよく伸び、背中がほどよく引き締まるところで、数呼吸する。

②両手を壁に伸ばし、股関節から体を折り曲げて、背中をなるべく伸ばす。足の後ろ側が気持ちよくストレッチされ、肩が痛過ぎないところで数呼吸する。

21. もも伸ばしと背中反らし

　足腰の筋力を強化し、片足で立つバランス感覚を養います。お腹や背中の筋肉をしなやかにして、若々しい力をつくっていきましょう。

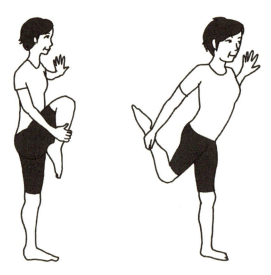

①左手を壁について、右手でひざを抱える。息を吐きながら、できる範囲で胸の方に引き上げる。
②そのまま右足首をつかみ、息を吐きながら太ももを後ろに伸ばしていく。ももの前からお腹までよく伸びて、背中が気持ちよく引き締まるのを感じる。
＊反対も同様に行う。

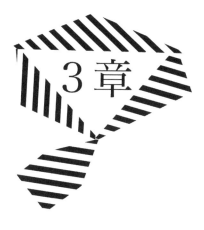

健康な人にできる体操

三村典子

今まで紹介した体操は、高齢者向けのものですが、若い人やもっと体を鍛えたいと思う方はぜひスポーツジムに通って、自分の体に合った体操をインストラクターの指導を受け行ってください。

　例えば、逆三角形の体形になりたいと思っている人と柔軟な体になりたいと思っている人では、自ずとプログラムが違うことはお分かりいただけると思います。

　ウエストを引き締めたい人でも、下腹を引っ込めたい人と、足からウエストまで絞り込みたい人ではメニューが違うのです。体操を指導してくださるインストラクターの方は皆若い先生ですので、若さや元気を受け取って、自分も通ううちに若返るのもうれしいことです。

　さあ、皆様も年齢を気にせず健康な体を手に入れ、有意義な人生を送ってください。

健康な人にできる体操　53

1. 歩く

好きな音楽に合わせて歩いてみましょう。

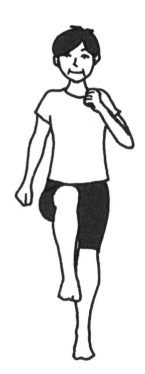

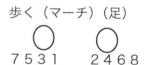

①右左右左と、その場で足踏みをします。
　手を大きく振って歩くと、運動量が多くなります。

2. 開いて閉じる

大きく体を使って開いて行いましょう。

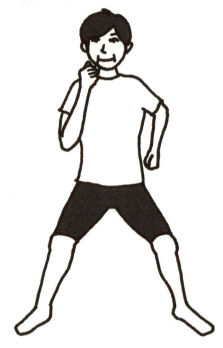

①足を広げて閉じます。足を大きく開きリズムに合わせましょう。
　繰り返し行っていきましょう。
②余裕があれば足を広げる時に足と同じ側の手を斜め上に上げ、足を閉じる時に手を胸の前で閉じます。

健康な人にできる体操 55

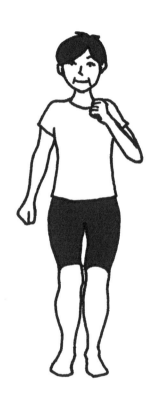

開いて閉じる(足)
(オープンクローズ)

◯ ◯ ◯ ◯

1　 3　 4　 2
5　 7　 8　 6

3. お尻を蹴りながら

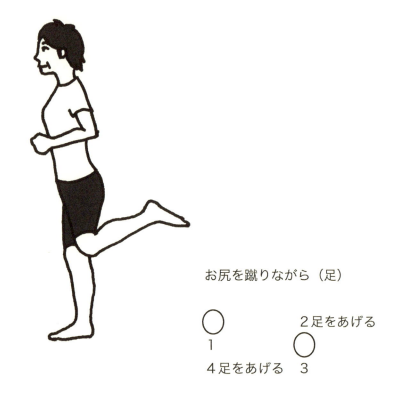

お尻を蹴りながら（足）

1 ○
2 足をあげる
4 足をあげる 3 ○

①足でお尻を蹴ってみましょう。
②手を前から引いて張り切って行いましょう。
③疲れたら、手は腰に置いて行いましょう。

健康な人にできる体操 57

4. ステップタッチ

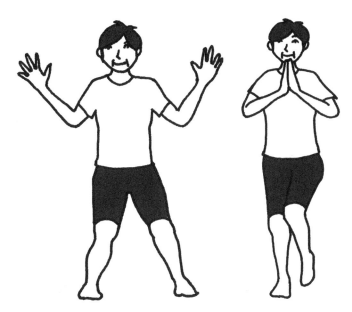

ステップタッチ(足)

①大きく足を右に出して左足をタッチ、左も同じように行い左右繰り返して行いましょう。
　手で拍手にしながら音楽に合わせて行いましょう。

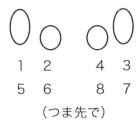

音楽に合わせて体を動かすことで、楽しく続けることができます。
　動きをつなげてアレンジをして行ってみるのもよいでしょう。
　楽しく体を動かし継続することで、健康的な体力作りを行いましょう。
　スポーツクラブなどでは、グループレッスンが行われています。沢山の人と一緒に行うことで、さらに楽しさが倍増します。ぜひスポーツクラブなどに足を運び、体験してみてください。

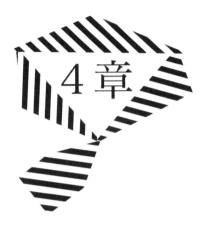

スポーツジムで行う体操

西本誠一

1. エアロバイク

　ひざが弱い方でも低負荷で安心してトレーニングすることができます。簡単な動作なので初心者でも長時間気楽に本を読みながら身体を動かすことができます。

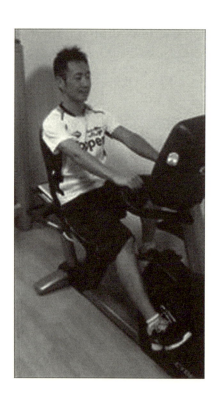

①椅子に座った時にひざが伸びきらないよう位置を設定します。

②ペダルを回転する時にひざが内側に入らないようにします。

③無理のない負荷に設定し、回転数は一定の速さになるよう意識してください。

スポーツジムで行う体操 61

2. トレッドミル
　　　（ウオーキングマシーン、ランニングマシーン）
　背中の湾曲姿勢改善が期待できます。ふくらはぎを使うことによりむくみを改善し、歩いたり走ったりすることがつまずきや横転予防になります。

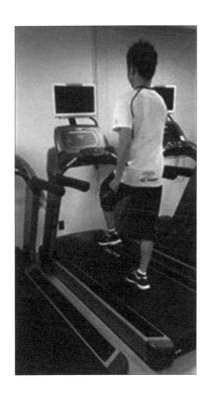

①股関節からひざを上げてかかとから踏み込むように意識しましょう。

②身体の軸がぶれないようにまっすぐに歩行します。

③スピードは調整できますので体格にあった歩幅になるよう設定します。

3. レッグエクステーション

　生涯歩き続けられる身体の基礎作りと、負荷を変えながら無理なくトレーニングとリハビリができます。階段も上がれるようになり、歩行速度の維持も期待できます。

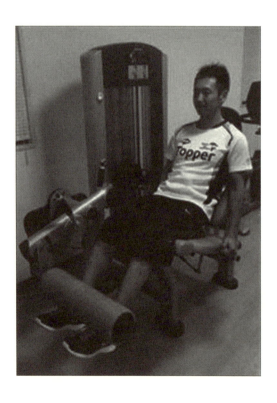

①つま先がまっすぐ上を向くように上げます。
②呼吸は止めず、勢いを付けずにゆっくり上げます。
③使っている筋肉を意識しながら脚が水平になるまで伸ばします。
④動作が止まらないように目標回数が終わるまで休まず続けましょう。

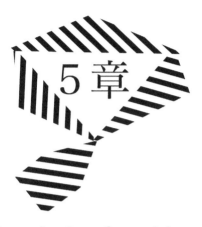

5章

転倒防止プログラム
プールで歩く

野村武男

1. 水中歩行

プールで歩くことは、浮力を利用できるので体に負担がかかりません。

①水中歩行
　手を大きく振り、つま先から着地します。

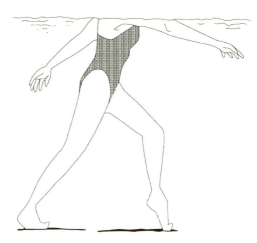

②水中歩行
　徐々に大股で歩くようにします。

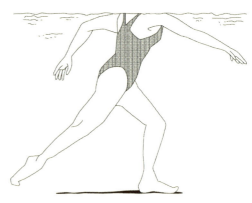

転倒防止プログラム　プールで歩く　65

③水中歩行
　初心者で水に恐怖心がある人はプールサイドにつかまりながら歩いてもよいです。

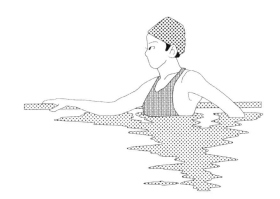

2. 後ろ歩行

①慣れてきたら後ろ歩きをしてみましょう。身体は後傾させるとよいです。

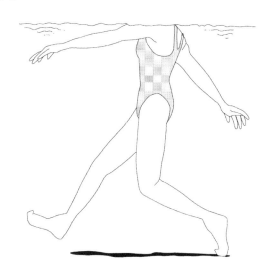

3. ツイスト歩行

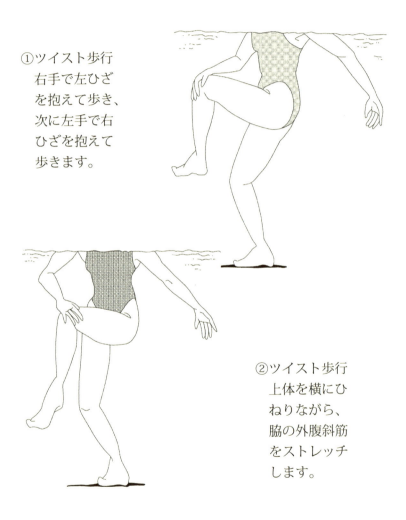

①ツイスト歩行
右手で左ひざを抱えて歩き、次に左手で右ひざを抱えて歩きます。

②ツイスト歩行
上体を横にひねりながら、脇の外腹斜筋をストレッチします。

4. 横歩き

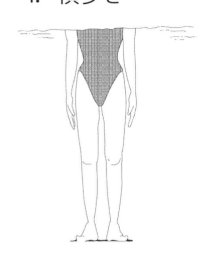

①直立姿勢から、大きく股関節を開き、また直立姿勢に戻ります。

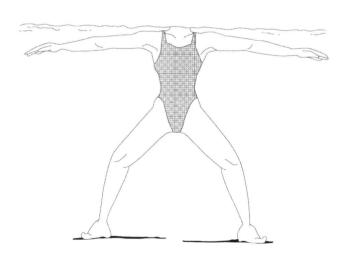

5. クロス歩行

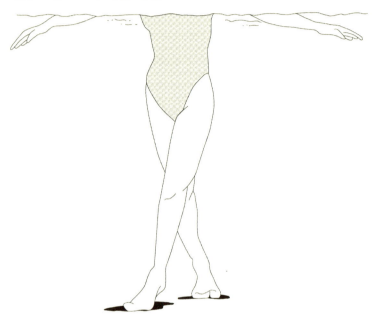

①左足を前にしてクロスし、左方向に歩行します。
　次に右足を前にしてクロスし、右方向に歩行します。

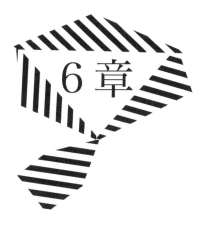

6章

現役病院理事長と80歳現役ランナー

横山一郎

松本寿吉郎

1. 思いが形を作る　　　横山一郎

　私は生来蒲柳(ほりゅう)の質で昭和14年4歳の時に2歳年下の妹と赤痢に罹患しました。当時は、抗生物質もなく、赤痢の死亡率は80パーセントを超えていました。幸い私は助かりましたが、妹は亡くなりました。

　小学校に入ってからも体が弱く、よく風邪を引いたり、腹をこわしたりしました。戦時中でもあり、小学校の先生は男の先生は少なく、終戦の年の4年生までは、担任が女の先生でした。4年生の時の担任の先生に、病むたびに「あんたは弱い子や」と恐い目つきでしかられました。あの先生の怖い顔は今も覚えています。なりたくて病気をしているわけではないのに、戦時中のこととてきついことを言われたものです。

　戦争が終わり、中学校に入ってもよく学校を休みました。当時育ち盛りの私たちは極度の食糧不足で十分な栄養は取れていません。そのことが私の体力増進の妨げになっていました。食糧不足の時代に育った私たちの世代は、骨や血管が弱いといわれています。事実、私の友人たちも脳梗塞などですでに何十人も亡くなっています。私は弱いながらも、中学、高校、大学をなんとか留年することなく卒業することができました。

　家が天理教の教会であり、私は父の後を継いで会長

になるべく運命づけられていました。父はまだ元気でしたが、33歳で父の後を継いで会長に就任しました。精神的なプレッシャーもあり、胃かいようを患ったり、毎月のように風邪を引いたり、冬になるとへんとう炎になり高熱が出ました。

　教会では朝づとめといって朝の勤行(ごんぎょう)があります。これが幸いして、私は常に規則正しい生活をする習慣が身につきました。このおかげで、弱い体の私が年と共に少しずつ健康になっていきました。規則正しい生活で、食事の時間も定まっていたことが良かったのだと思います。しかし、教会の仕事は正座をすることが多く、次第にひざ痛が進み、正座が辛くなってきました。平成12年、65歳で会長を息子に譲り、翌年から天理よろづ相談所病院に勤務することになりました。

　加齢と共にひざの痛みが増大し、今から4年前の平成23年に、急な下り坂を降りている時に、ピキッと音がして、左ひざに激痛が走り歩けなくなってしまい、杖にすがってやっと帰宅しました。診察の結果、左ひざ半月板損傷、半月板がいくつかに割れていました。再生は不可能とのことで、内視鏡によって半月板を摘出しました。歩行には常に痛みがあり、最初の頃は百歩歩いては止まり、また歩き出すといった状態でした。左ひざをかばうせいか右ひざも痛くなり、2年後の平

成25年右ひざ半月板も損傷、内視鏡手術で摘出しました。やはり骨が弱いのだと痛感しました。両ひざは、くの字形に曲がり、さらに痛みが増してきました。

　私には40年来の趣味であるゴルフがあります。なんとかゴルフをしたいという一念で痛みを押して歩き続けました。私の所属するゴルフ場はカートが導入されていない数少ないゴルフ場です。18ホール歩くのには、約1万6千歩必要です。途中で歩行困難になり、リタイアしたことが何回もありました。しかし、現職の病院理事長が歩けなければ、仕事になりません。なんとか普通に歩きたいと思い、家の周辺を毎日少しずつ歩いて足の筋肉を強化しました。幸いゴルフで芝生の上を歩くのは、リハビリには最適です。ひざへの衝撃が少ないのです。そんな努力を重ねた結果、今年の初めから18ホール完歩できるようになりました。80歳にしての進化です。

　思いが形を作る。もともと弱かった私が、この年になって仕事ができて、ゴルフができるのは有り難いことです。思いが強ければ強いほど人間の体はよくなる可能性を秘めています。

2. 世界各地にマラソンを走りに行く80歳 　　　松本寿吉郎

　これから紹介するのは80歳の元気な松本寿吉郎さんです。
　「私は平凡なサラリーマン生活を42年間送ってきました。さあ、これからというとき内臓に病気が見つかりました。

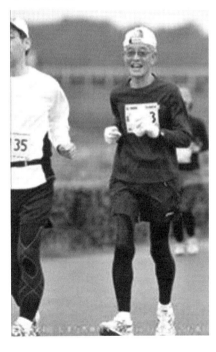

まだ38歳で働きざかりです。その当時私には3人の子供がおりましたので、父親としての責任、家族への責任、会社での仕事の責任がある中、2カ月間の入院生活を余儀なくされました。その入院期間中病気と闘いながら、今までの生活との違いに情けなく、悔しい思いをしていました。そしてその2カ月間で私

はすっかり考えが変わってしまいました。
　健康でありたい！どうすれば長続きするか？そのために何をするのか？をいつしか真剣に考えるようになっていました」

　どうしたら、いつでも、どこでも、気軽にできるスポーツがあるか、心の根底から考え始めるようになったようです。
　「その後、特別養護老人ホームの施設長になり経営改善のため中小企業診断士として３年間勤めました。体の自由が利かなくなった老人のお相手をしていましたら、老人の気持ちが分かるようになりました」

　そして、ますます健康への関心を深めていったそうです。
　「できれば早いうちに介護を受けないような体作りに取り組むことをお勧めします。
　いつでも、どこでも気軽にできるスポーツは？・・・をやらなければならないという義務感はよくないし、相手のいらないスポーツで、トイレでもできたりするメニューも考えたものです。そこで考えついたのがランニング、スイミング、階段上り、一人でどこでもできる体操などでした。これらは相手がいらないので、だ

れかの都合が悪くても自分だけでできます。

　自分でできる実現可能な目標をもち、実際にマラソンに夫婦で参加しました」

　松本さんが参加されたマラソンは、

　1991年ハワイ・ホノルルマラソン、1993年ゴールドコースト・マラソン、1994年バンクーバー・マラソン、1995年ベルリン・マラソン、1996年ボストン・マラソン、1996年カンボジアアンコールワット・マラソン、1998年シンガポール・マラソン、1999年南フランスサンレミプロヴァンス・マラソン、1999年サンフランシスコ・マラソン、2000年ギリシャアテネ・マラソン、2001年ハワイマウイ・マラソン、2001年ニューヨークシティ・マラソン、2002年ニュージーランドオークランド・マラソン、2002年ハワイホノルル・マラソン、2003年スイスチューリッヒ・マラソン、2004年香港・マラソン、2005年ノルウェートロムソ・マラソン、2007年タイプーケット・マラソン、2008年ゴールドコースト・マラソン、2009年モーリシャス・マラソン、2011年ニューカレドニア・マラソン、2012年ニュージーランド・マウントクックミルフォード（70㎞トレッキング）、2012年ニューカレドニア・マラソン、2013年南米ペルー・リマ・マラソン、2014年南アフ

リカ・ケープタウン国際マラソンです。

「ケープタウン国際マラソンの完走を最後に 26 年かかりましたが全大陸でのマラソンレースを走破しました。途中の苦しさからゴールの時の充実感がたまらんのですわ」

と目をキラキラさせながらお話されていました。とても 80 歳の方とは思えない行動力に驚かされます。

「多額の出費で病気になれない瀬戸際ですが、でも元気です。今考えると健康に対する先行投資と思っています」

「走る前は第 2 章に出てくるような簡単な体操をします。足、ふくらはぎ、肩を回すなどの準備体操も必ずします。駅の階段はサプリメントと考え喜んで上ります。

夫婦一緒に 42.195 キロ（この距離は東京から平塚までの距離とほぼ同じ）を走るので日ごろの話題に事欠きません。スタートの順番は私のほうが早いのですが、ゴールはいつも妻の方が先です。それでもどの大会も完走しています。

南極大陸を除く 5 大陸でマラソンを走る夢が現実になりました。こんなに多くの世界中のマラソン大会に参加できたのは、速い人に合わせないで自分のペース

で走る、競争しない、速い人にあこがれても嫉妬しないで自分流をつらぬいているからです」

　「2018年のニューヨークシティ・マラソン、88歳でニューヨークシティ・マラソンへの参加の計画ですが、ニューヨークは大好きな街です。明るく、楽しく、元気に、前向きに計画を実現させるのが夢です。90歳までの人生をどのように充実させるかは自分自身の問題で"病気になっても病人にならない"ホームドクターでありたいと思っています」
　と矍鑠とされています。

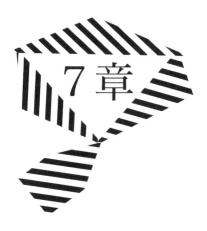

7章

どうしても介護や補助具が必要になった時

人はどうしても介護や補助具が必要になる時があります。この章では介護の補助具のいろいろな物をご紹介します。
　自分の体が、健康でない時、介護で研究された補助具を使うと動作が楽になるでしょう。
　どうしても補助具を使う頃には消化器が弱ってしまうこともあるでしょう。
　直腸の終わる部分の筋肉の力が弱まると糞を排出する部分が緩みます。
　それを防ぐために肛門筋を締めます。意識的に引き締めることを日に何回か行うようにしましょう。
　人は毎日食事をし、水分を摂取します。日本の和食は優れていると、世界が認めた健康食です。正しい食事、正しい排泄は健康的に過ごすための基本です。

1. 歩きにくくなった時

杖

　杖を使います。自分の身長に合った物を選びましょう。折りたたみ式の物もあるので、携帯に便利です。

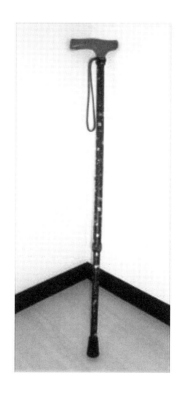

歩行器

足腰の弱い人がつかまり、押して歩行ができるものです。

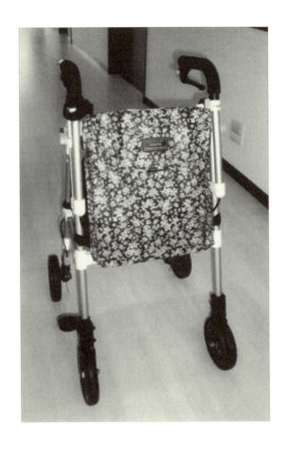

2. 靴

　自分で靴が履けない人のために開発された靴があります。
　マジックテープで留めるので脱げにくい構造になっています。

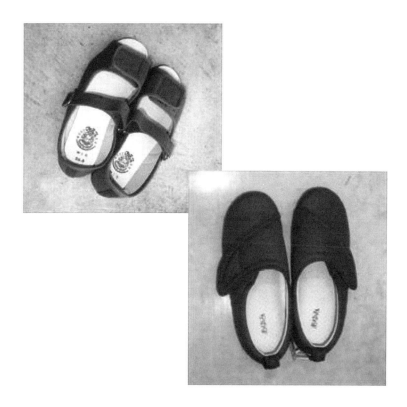

3. コルセット

　腰が痛い時の補助具としてコルセットがあります。吸湿性、伸縮性にとんだコルセットは、腰部分をしっかり固定します。長時間の装着でも腰に負担がかかりません。

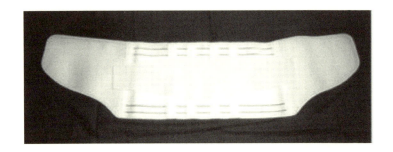

4. 家に手すりを付ける

　最近では家を新築する時に床をバリアフリーにしたり、階段や廊下に手すりを設置する家庭が増えています。足が痛かったり腰が痛かったりする人も手すりにつかまれば普通の生活をすることができるからです。

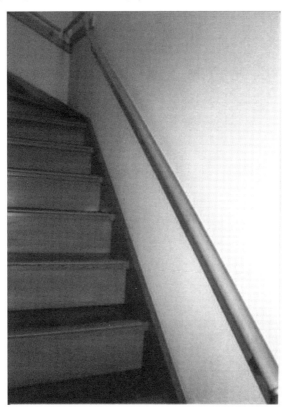

5. 足こぎ車椅子

　東北大学の研究室が開発した車椅子があります。
　脳梗塞(こうそく)になると脳からの指令が行かないと思われていますが、脊髄(せきずい)の反射神経、原始的歩行反射、脊髄の反射で足が動くのではないかと言われています。
　この車椅子は足で漕いで進むので足の筋力をつけることができます。この車椅子を使えば点滴中でも移動できます。手術の後でも全く足の動かせない車椅子よりは体力をつけたまま退院ができると喜ばれています。ベンチャー企業が製造販売しています。

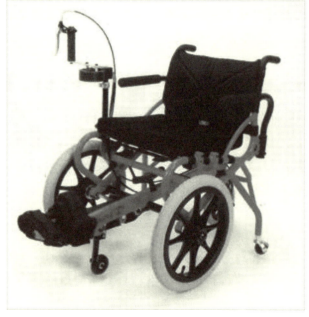

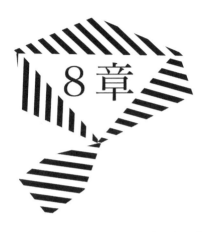

8章

自分で健康器具を探す

1. 自分でも健康になれる場所を探してみましょう

　健康器具、遊具が置いてある公園もあります。下の写真は、ぶら下がり健康器具です。背骨がまっすぐに伸びるばかりでなく、懸垂を数回行うことで女性は二の腕がしまります。男性なら力こぶができるようになります。力自慢を比べるのに力こぶを鍛え見せ合いますが、80歳を超えていても重量挙げを続けている人は美しい力こぶがあります。

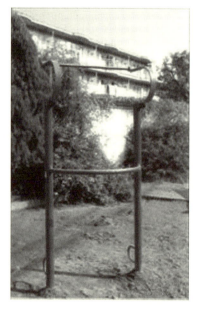

2. 公園で見つけた健康器具

　次の器具も公園で見つけました。思いっきり背骨を伸ばすことができます。年を取ると、前かがみになりがちです。普段の格好では骨と骨の間のすき間を開くことはできません。むしろ前かがみの方が楽です。お腹を折って楽な恰好をすれば、ますます年老いて見えます。この器具は、手を万歳して肩からお腹まで伸ばしますので骨と骨のすき間を意識して開くようにします。首からお腹まで伸ばし、筋力を付けます。無理は決してしないでください。

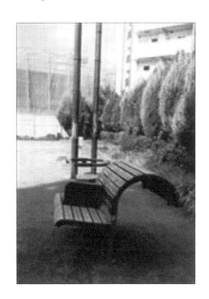

【著者紹介】

成瀬　貴良 (なるせ　きよし)
　ヨーガ・サンガティ主宰、ヨーガライフ・ソサエティ代表
　著書 「いまに生きる インドの叡智」「シヴァーナンダ・ヨーガ」（ともに善本社刊）

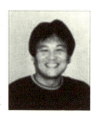

小林　啓子 (こばやし　けいこ)
　ヨーガインストラクター、オリエンタルビューティ観音ヨーガ主宰、ワクワクビューティの会主宰

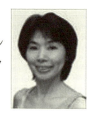

三村　典子 (みむら　のりこ)
　エアロビクスインストラクター、ヨーガ教師、ルーシーダットンインストラター

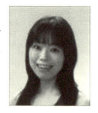

西本　誠一 (にしもと　せいいち)
　㈱スポーツスマイル代表取締役

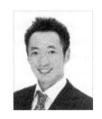

野村　武男 (のむら　たけお)
　筑波大学名誉教授

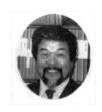

横山　一郎 (よこやま　いちろう)
　天理よろづ相談所病院理事長

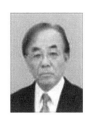

松本　寿吉郎 (まつもと　じゅきちろう)
　TOMA コンサルタンツグループ営業担当部長

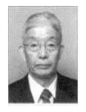

あとがき

　病院や家庭でできる体操を集めるために、現役のインストラクターの先生方にお世話になりました。先生方は、様々な方を指導されている体操の中から効果的なものを選んでくださいました。

　人は生まれて死ぬまで、体力が無ければなりません。「おぎゃー」と生まれてからすぐおっぱいを吸うにも体力が要ります。保育園、幼稚園に行く子供も、お母さんもお父さんも体力が無ければ子供を抱くことさえできません。お祖父さん、お祖母さんも可愛い孫を抱くのにも、一緒に遊ぶにも体力が必要です。お母さんが子供を出産する時に微弱陣痛でなかなか時間がかかるのは、体力が無いからだそうです。「マタニティー体操」「マタニティースイミング」をしている人はことのほか分娩(ぶんべん)が楽だとも聞いています。会社に行っても、健康をキープできなければ、大切な仕事がこなせません。老人になっても、趣味、旅行、家事にと体力があればもっと毎日が充実するでしょう。若い時から健康管理に気を付け、本書の「病院・家庭で簡単体操」を知識として身に付けておいてください。そして実行しましょう。

最後に読者の皆様にメッセージをお贈りします。
「あなたは病気になってはいけないから、毎日軽い運動をすべきである」

You should take a light exercise everyday lest you should become ill.

病院・家庭で簡単体操

2016年1月15日発行
著　者　　成瀬　貴良、小林　啓子、三村　典子、西本
　　　　　誠一、野村　武男、横山　一郎、松本寿吉郎
カット　　生方　工、山越武士

発行者　　手塚　容子
印刷所　　善本社製作部

　　　　　〒101‐0051
　　　　　東京都千代田区神田神保町2‐14‐103
発行所　　株式会社　善　本　社
　　　　　Tel. 03‐5213‐4837
　　　　　Fax.03‐5213‐4838
落丁、乱丁本はおとりかえいたします
ⓒ Zenponsha Printed in Japan
ISBN978‐4‐7939‐0472‐1　C0375

【善本社健康シリーズ】

にんじんジュース健康法　　　　石原結實著　本体 1,200 円
お魚ぴちぴち健康法　　　　　　石原結實著　本体 1,165 円
野菜むしゃむしゃ健康法　　　　石原結實著　本体 1,165 円
１２０歳まで元気で長生きできる
　　　　　　　　　　　　　　　石原結實著　本体 1,165 円
楽しく作ろう加工食品☆　　　　大野信子著　本体 1,200 円
前立腺癌を克服して　　　　　　鶴岡信一著　本体 1,500 円
６時３０分体操　ラジオ体操第１、第２
　　　　　　　　　　　　　　　西山博昭著　本体 1,200 円
体操再発見☆　　　　　　　　　青山敏彦著　本体 1,200 円
いまに生きる インドの叡智　　 成瀬貴良著　本体 3,500 円
シヴァーナンダ・ヨーガ　　　　成瀬貴良編訳　本体 2,800 円

＊表記価格は消費税別です。
＊当社直接のご注文には別途送料がかかります。
＊書名あとの☆印は日本図書館協会選定図書です。